MESMER BLESSÉ,

OU

RÉPONSE A LA LETTRE

DU R. P. HERVIER,

SUR LE MAGNÉTISME ANIMAL.

*PAR M***.*

AVIS AU LECTEUR.

Ne cherche point ici, mon cher Lecteur, ce que tu n'y trouveras certainement pas, c'est-à-dire un style épuré & éloquent; mais arrête-toi simplement au sujet de cette Lettre. Si tu prétendois y trouver autre chose, tu peux te dispenser de la lire : fais attention à mon avis; car si, malgré ce que je te dis, tu ne t'arrête point & tu passe en avant, je ne réponds point du dégoût qui pourra s'emparer de toi.

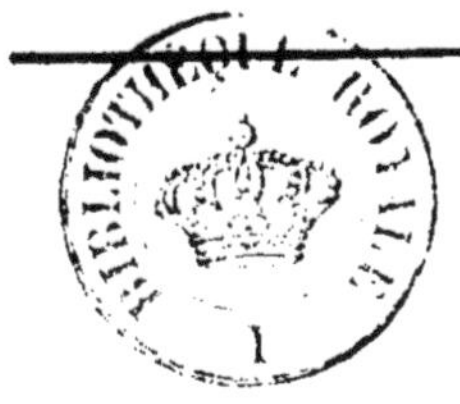

Prix quinze sols.

A LONDRES,

Et se trouve A PARIS,

Chez COUTURIER, Imprimeur-Libraire, Quai des Augustins, près l'Église, au Coq.

1784.

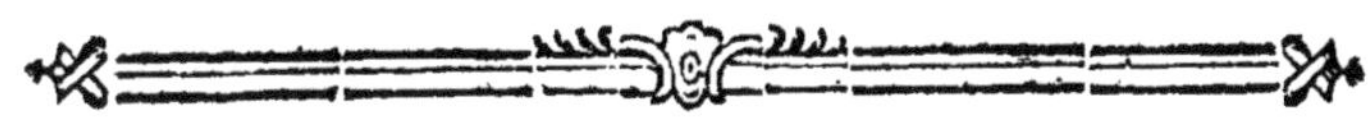

M. R. P.

QUEL bonheur eſt le nôtre ! Quelle reconnoiſſance ne devons-nous pas au Maître de l'Univers, de nous avoir conſervé pour des jours ſi heureux ! Les découvertes ſe multiplient, la Philoſophie fait de rapides progrès, les peuples ſe civiliſent, les préjugés ſe diſſipent ; chaque jour, en un mot, amene avec lui quelque choſe de nouveau. L'homme ſimplifie, analyſe & caractériſe tout : ô quel ſiecle eſt le nôtre !

Les habitans de notre globe ont preſque cru de tout temps, que tout étoit fait pour eux : ils étoient venus à bout de dompter les mers & de les franchir ; actuellement, non-ſeulement ſe ſont-ils rendus maîtres de la ſuperficie des eaux, mais ſont même parvenus à y marcher dedans : l'air, cet élément si subtil, sembloit résister à la puissance de l'homme ; depuis long-temps celui-ci cherchoit à le mettre sous sa domination ; il a long-temps travaillé en vain, Montgolfier seul a surmonté tous les obstacles. Mais de toutes les découvertes qui illustreroient notre siecle, la principale, la plus essentielle & la plus utile seroit, sans contredit, celle du Docteur Mesmer, celle qui a donné lieu à votre Lettre, à laquelle je réponds pied à pied.

L'esprit de parti paroît s'être emparé de vous. Vous avez mis des moyens en œuvre pour soutenir votre Coriphée, qui sont illégitimes ; l'intitulé seul de votre Lettre annonce un esprit exalté : votre plume est tranchante ; il faut réfléchir avant que d'écrire, & si vous l'aviez fait, vous n'auriez pas mis au jour un pareil ouvrage. Votre caractere, votre état, votre réputation exigeoient cela de vous. Mais non ; vous avez voulu concourir à tromper le Public, vous avez cru le séduire, & avez pensé avoir fait la plus belle chose du monde, parce qu'à la lecture de votre Lettre faite, comme vous ne manquez pas de l'annoncer (1), le 13 Novembre 1783 au Musée, vous avez obtenu quelqu'applaudissement.

Ce ne sera point l'éloquence ni le style de ma Lettre qui la feront rechercher. D'ailleurs elle ne paroîtra point sous les auspices d'un Chef de Musée ; la lecture ne s'en fera pas publiquement ; elle ne produira par conséquent point la sensation que produisit la vôtre, qui embrâsa, au rapport de M. le Court, tous ceux qui en entendirent la lecture (2). En effet, je puis attester qu'on l'écouta avec plaisir.

Mais, mon Révérend Pere, vous qui vous connoissez en discours, vous n'ignorez sans doute pas ce qu'a dit Cicéron, la déclamation est l'ame d'une harangue. Vous déclamez fort bien, vous lisez courament, votre organe ne déplaît point, on vous écoute volontiers, & vous écrivez passablement : vous avez lu vous-même votre Lettre ; à sa lecture, le Public ap-

(1) Av. p. 7.
(2) Av. de Cic. p. 7.

prouva vos talens, & non vos ſentimens; il n'applaudit point au Magnétiſme, mais à votre éloquence & à votre débit. Séduit par ces apparences, vous avez cru que votre Lettre devenant publique, produiroit le même effet : vous vous êtes trompé; les diſcours perdent beaucoup à l'impreſſion. Si vous aviez jugé le Public tel qu'il auroit dû l'être, vous ne vous ſeriez point expoſé. Mais entraîné vous-même par les Meſmériens, vous vous êtes cru capable d'attirer tout le monde à vous. Si le Public ſe laiſſe quelquefois tromper par quelques particuliers (cela arrive rarement), M. le Court devroit prendre d'autres voies pour ſoutenir & faire percer Meſmer. Il a beau nous dire que le nombre des Meſmériens « s'augmente ſans ceſſe (1), & » que les efforts multipliés par leſquels on » cherche à détourner l'attention du Pu- » blic, ſont autant de puiſſans moyens » amenés pour la gloire du Docteur Meſ- » mer; » je n'approfondirai point cette aſſertion, mais je me bornerai à vous

(1) p. 7.

obſerver que les efforts multipliés par leſquels on cherche à attirer l'attention du Public, ſont autant de puiſſans moyens amenés pour tromper ce même Public : ceci ſe prouvera bientôt ; mais venons à la Lettre.

Rien de plus juſte, M. P., que d'être reconnoiſſant : juſques-là tout va le mieux du monde ; la Religion nous l'ordonne, la Nature nous le preſcrit ; mais apprenez que la reconnoiſſance n'exige point qu'on ſéduiſe le Public, & encore moins qu'on le trompe. Si la guériſon de M. le Court étoit moins difficile que la vôtre, en ce cas je ne ſuis plus ſurpris qu'il ait été guéri ; il n'étoit certainement pas malade, & vos obſervations, qui ne portent ſur aucun fondement, ſont donc inutiles.

Je ſouhaite que les vœux extraordinaires que vous faites ſoient accomplis. Vous voudriez, dites-vous, que « votre nom » déterminât l'attention des Savans, pour » faire triompher une découverte qui aſſu- » rera aux générations futures le caractere, » le tempérament & la vie naturelle à

» l'homme ». Votre ſouhait eſt admirable ; & il ſeroit certainement très-glorieux pour vous d'être le mobile de toutes les têtes ſavantes de l'Europe. Votre mérite vous trompe vous-même ; ce langage eſt hors de propos & mal placé dans votre bouche, & ſoyez perſuadé que vos ſouhaits ſeront vains. Mais paſſons à votre hiſtoire.

C'eſt vous qui allez parler. « Une étude » forcée, des veilles multipliées avoient » altéré conſidérablement ma ſanté ; je ne » pouvois plus travailler que par inter- » valle, & jamais plus d'une heure de » ſuite ». Pour ſavoir ſi votre annoncé étoit exact & vrai, j'ai fait des recherches ; j'ai été à la ſource ; je me ſuis introduit dans votre Cloître, & me ſuis informé à vos Confreres de tout âge. Leurs rapports ont été uniformes : « Il a étudié, » m'ont-ils dit ; il a même beaucoup de » diſpoſitions & du goût pour les ſciences : » mais nous ne nous ſommes jamais ap- » perçu que ſon étude ait été forcée ; nous » ignorons s'il a paſſé des nuits ; mais ce » que nous pouvons aſſurer, c'eſt qu'il ſe

» leve quelquefois très-tard, ce qui an-
» nonce des veilles : mais, comme vous
» voyez, il sait réparer ce qu'il perd.
» Pour ce qui est de l'altération de sa
» santé, nous ne l'avons jamais vu ma-
» lade ; & ce qu'il y a de certain, c'est
» qu'à l'approche des Avents & du Ca-
» rême, il n'a jamais été arrêté ». Ce rapport differe bien du vôtre : à qui le Public se rapportera-t-il ? Est-ce à vous seul, qui, partisan inconsidéré de Mesmer, mettez en œuvre tous les moyens qui vous paroissent praticables, afin de faire adopter son systême ? Ou à vos Confreres, gens naïfs & sinceres, qui, en me faisant cet aveu, n'ont assurément pas pensé qu'on le tourneroit contre vous ? Mais je vais poursuivre ; votre récit est trop intéressant pour le démembrer. « Ma vue, dites-vous,
» étoit affoiblie ; j'ai éprouvé des violens
» maux de tête, des étourdissemens, des
» insomnies fréquentes, & une goutte
» sciatique aux changemens des saisons. —
» Personne de chez nous, m'ont dit en
» continuant vos Peres, ne s'est apperçu

» de l'affoibliſſement de ſa vue : s'il a reſ-
» ſenti des maux de tête, il a cela de
» commun avec preſque tous les hommes.
» Pour ce qui eſt des inſomnies, tous y
» ſont pareillement ſujets ; tout cela ſont
» des incommodités, & non des maladies
» graves & ſérieuſes, dont la guériſon
» doive être regardée comme merveilleuſe
» & extraordinaire. Quant à ſa goutte
» ſciatique, nous n'avons jamais appris
» qu'il en fût attaqué que par ſa Lettre ».

Vos Peres m'ont dit vous avoir fait toutes ces obſervations ; & vous leur avez répondu : « Croyez-vous que je vais me » plaindre, lorſque je reſſens quelque » choſe & que je ſouffre ? » Je veux bien croire que vous ne vous êtes point plaint d'un mal de tête, ni d'avoir paſſé une nuit blanche ; ce ſont là des incommodités communes ; mais auſſi ne devriez-vous pas nous les rapporter comme des maladies conſidérables & très-difficiles à guérir. Je veux bien croire encore que vous ne vous plaignez point lorſque vous ſouffrez ; le rapport de vos Confreres n'en milite pas moins contre vous. La nature se fait connoître & se manifeste par-tout telle qu'elle est; elle se montre riante, agréable & variée dans les beaux jours de printems, d'été & d'automne; & au contraire elle paroît monotone, tranquille & presqu'anéantie au milieu des frimats de l'hiver. Il en est de même de l'homme malade ou en santé: son maintien, sa figure, ses yeux, son humeur sont bien différens dans un état que dans l'autre. Comment donc pourroit-il se faire qu'ayant été aussi malade que vous prétendez l'avoir été; comment, dis-je, malgré votre silence, vos Confreres ne s'en seroient point apperçu?

C'est ici, M. P., que je puis vous dire, ainsi qu'à M. le Court, « que les efforts » multipliés par lesquels vous cherchez l'un » & l'autre à attirer l'attention du Public, » sont autant de puissans moyens amenés » pour tromper ce même Public, & anéan- » tir la gloire du Docteur Mesmer ».

En effet, Messieurs, rien de plus nuisible à la réputation du Pere du Magnétisme animal, que votre Lettre. Vous y publiez que par ſon moyen, vous avez été guéris, que c'eſt à lui que vous devez la vie : rien de plus facile que cette opération. Il ne falloit point être le créateur d'un ſyſtême, ni avoir autant de génie que Meſmer, pour parvenir à vous guérir, vous qui n'avez jamais été malade, au moins au point que vous prétendez l'avoir été. Quelle cure pour l'opérateur ! quelle gloire n'en retirera-t-il pas !

De la non-exiſtence de votre maladie, je conclus néceſſairement que M. Gebelin n'en a pareillement eſſuyé aucune, & que vous n'avez inventé cette Lettre que pour nous induire en erreur : c'eſt de votre propre bouche que je vais vous juger. « Votre Lettre, dites-vous à M. le Court, » ſur la découverte du Magnétiſme animal, » par le Docteur Meſmer, m'engage à » vous répondre par l'hiſtorique d'une gué» riſon plus difficile ». M. le Court eſt ſenſé reconnoître la vérité de ce fait, puiſque c'eſt ſous ſes auſpices que votre Lettre a été publiée. Cela poſé, voici mon raiſonnement. Il a déjà été prouvé que le Pere

Hervier n'a pas été ou presque pas malade ; il l'a cependant été davantage que M. Gebelin, puisque sa guérison a été plus difficile : donc M. Gebelin n'a pas été du tout malade.

Les choses étant ainsi, je ne suis plus surpris que l'étude de la médecine ordinaire ne vous ait découvert aucun remede efficace : les Médecins, jusqu'à présent, se sont très-peu attachés à savoir comment on pouvoit guérir un homme en santé, parce qu'ordinairement on ne fait point consulter sur pareille matiere ; & je ne pense pas que les Professeurs savans qu'Edimbourg, Montpellier & Paris ont fournis, aient traité cette nouvelle question ; les bains, les eaux minérales ne produisent d'effets sensibles que sur les personnes malades. Or, tout cela, dites-vous, vous a été inutile : autre preuve de votre bon tempérament.

J'ai bien entendu parler de vos voyages ; je sais que vous avez été en Savoie, en Provence, en Italie ; mais j'ignorois, ainsi que tous ceux qui vous connoissent, que vous euſſiez entrepris ces courſes pour rétablir votre ſanté. Cette ignorance eſt ſans doute excuſable, & perſonne n'auroit cru que l'on voyage pour ſe guérir, en allant prêcher des Carêmes, ou quand on court pour ſon plaiſir. Que n'avez-vous retardé la publication de votre Lettre juſqu'à votre retour de Bordeaux, & vous y auriez inſéré que vous veniez de voyager encore cette année; que tout cela étoit inutile, & que le ſeul Magnétiſme vous avoit remis dans votre équilibre. Ceſſez donc, M. P., de vouloir entraîner le Public; permettez qu'on lui découvre la vérité, en découvrant les moyens dont uſent les Magnétiſans pour ſoutenir leur ſentiment. J'oſe vous aſſurer que le Public demeurera incrédule, & qu'il le ſera long-temps, s'il n'eſt convaincu que par des guériſons ſemblables à la vôtre.

De toutes les découvertes de ce ſiecle, comme je l'ai déjà dit, la plus intéreſſante eroit en effet celle du Docteur: celles; ſdes Fox & des Montgolfier ſont brillantes de quelle utilité ſeront-elles? Je l'ignore:

elles peuvent conduire à des connoiſſances nouvelles, & qui peuvent être avantageuſes; on ne riſque rien de les recevoir; il n'eſt même point néceſſaire d'en faire l'examen avec une ſi grande exactitude. « D'où vient donc, nous dites-vous, qu'on » s'efforce d'en combattre certaines avant » de les avoir examinées? » D'où cela vient, M. P.? de la nature de la choſe même, de l'intérêt du genre humain, des difficultés que le ſyſtême préſente. Montgolfier & Fox ont publié leurs procédés; leurs moyens ſont connus d'un chacun, ils ont opéré viſiblement. Il n'en eſt pas ainſi de Meſmer; il a annoncé ſa découverte, mais n'a jamais voulu la développer; on a ſaiſi les principes qu'il a publiés, on les a examinés, & on les a trouvés contraires à ceux univerſellement reçus: voici le ſecond, c'eſt le ſeul que je rapporterai.

« Un fluide univerſellement répandu & » continué de maniere à ne ſouffrir aucun » vuide, dont la ſubtilité ne permet au» cune comparaiſon, & qui de ſa nature » eſt ſuſceptible de recevoir, propager &

» communiquer toutes les impreſſions du » mouvement, eſt le moyen de cette in-» fluence mutuelle qui exiſte entre les » corps céleſtes, la terre & les corps » animés ».

Je n'ai qu'une ſeule queſtion à vous faire : votre fluide univerſellement répandu & continué de maniere à ne ſouffrir aucun vuide, eſt-il ſuſceptible de dilatation, de compreſſion ? A-t-il les mêmes propriétés que l'air que nous connoiſſons ? S'il eſt tel, ou, pour mieux dire, de quelle nature qu'il ſoit, il répugne à votre plein. S'il peut être comprimé, il ne remplit pas tout de maniere à ne ſouffrir aucun vuide. D'ailleurs on peut mettre ces parties en jeu, les faire mouvoir, & cela ne peut s'exécuter, le plein rigide ſuppoſé. Ce ſentiment Carthéſien eſt rejetté univerſellement d'un chacun. Ce Philoſophe, dans ſon temps, comprit bien toutes ces difficultés ; mais il avoit beſoin du plein pour former ſon ſyſtême ; auſſi paſſa-t-il outre Meſmer, pour expliquer ſon influence mutuelle qu'il ſuppoſe gratuitement exiſter entre les corps céleftes, la terre & les corps animés, en avoit befoin d'un femblable; il l'a admis fans examen, & a paffé de même fur toutes les difficultés. Mais revenons.

Votre fenfibilité fe manifefte dans le récit que vous nous faites des différentes fenfations que chaque malade vous occafionna en vous faifant fon hiftoire. S'ils ont été auffi véridiques que vous, jugez de la confiance que vous deviez accorder à leurs narrations. La place que vous occupiez dans la falle des pauvres chez votre traitant, étoit analogue à votre état, qui vous oblige à vifiter les infirmes & à les confoler, & vous mettoit à même d'exercer votre bienveillance & votre générofité. Je ne fuis point furpris que les pauvres aient été & foient reconnoiffans envers Mefmer: le Peuple eft toujours content quand il croit qu'on lui fait du bien & qu'on ne lui demande rien. Le Médecin qui ordonne les remedes, l'Apothicaire qui les diftribue, le Chirurgien qui panfe gratis, font des Citoyens auffi refpectables que Mesmer, autant aimés, & ne sont pas rares dans cette Capitale. Mais allons en avant, car voici du sérieux.

Qu'un de nos prétendus Philosophes eût avancé ce qui suit, rien de plus ordinaire; mais que vous osiez nous dire « que les Peres, réjouis par leurs quatrieme » & cinquieme générations, ne tomberont » qu'à l'extrêmité de la décrépitude, qu'il » n'y aura plus rien dans les Hôpitaux qui » révolte l'humanité, plus de maladie qui » effraye la nature, qu'on parcourra dou- » cement la carriere de ses jours, & que » la mort sera moins triste, parce qu'on y » parviendra de la même maniere qu'on » s'avance dans la vie; » que vous osiez, dis-je, publier de pareils sentimens, faire imprimer des assertions semblables, écrire de pareilles phrases, rien de plus surprenant & de plus opposé à la Religion & à ses principes, qui nous enseignent que Dieu nous envoye & nos biens & nos maux, soit pour nous punir, soit pour nous récompenser, soit pour exercer notre patience, ou manifester nos vertus. Mais

non,

non, les choses ne sont plus ainsi : si Job, David, Antiochus avoient connu le Magnétisme, *ce remede infaillible*, ils auroient bravé les ordres de la Divinité ; l'un auroit expulsé la lêpre, dont Dieu permit qu'il fût couvert pour exercer sa patience ; l'autre se seroit délivré de la peste, dont le Seigneur l'avoit accablé, ainsi que tout son peuple, pour punir son crime ; en un mot, un chacun en auroit fait autant, & auroit prévenu ses infirmités.

Dieu, autrefois, avoit trois moyens pour nous affliger ; la guerre, la famine & la peste) qui renferme dans elle toutes les maladies épidémiques). Mais félicitons-nous ! On vient de lui enlever ce dernier ; le moment approche, « où les peuples » saints & robustes pourront écarter les » épidémies, les maladies amenées par les » cours des siecles ». Il nous reste à désirer que les Souverains puissent mettre à exécution le projet d'une pacification générale & perpétuelle, & pour-lors nous n'aurons à craindre que la seule famine ;

& encore devons-nous placer aſſez de confiance dans le génie créateur de nos Philoſophes modernes, pour eſpérer qu'ils parviendront d'enlever au Maître de l'Univers, ce troiſieme moyen qu'il a de nous punir. Mais par malheur notre vie eſt limitée, nos jours ſont comptés, le terme en eſt marqué : Dieu l'a dit ; tenons-nous-en là, c'eſt le plus certain.

Si vous n'avez pas été auſſi tranchant en parlant de l'avantage que le ſexe retireroit de la connoiſſance du fluide magnétique, ce que vous avancez, « que les » femmes auront moins à craindre les dan- » gers de la groſſeſſe, les douleurs qui pré- » cédent & ſuivent l'enfantement, » n'eſt pas moins contre les principes de la Religion. Cette aſſertion, quoiqu'un peu plus modérée, en dit aſſez pour nous faire comprendre que vous croyez que leurs douleurs ſeront ſi peu de choſe, qu'elles n'en reſſentiront aucune ou preſque point. Dieu avoit cependant prédit à Eve qu'elle enfanteroit avec des grandes douleurs ; cette peine lui fut impoſée, & à ſes deſcendantes, relativement à ſa faute : or je vous demande ce qu'elle doit être, & quel adouciſſement elles doivent attendre? Mais à quoi bon tant diſcourir? Dieu ne prévoyoit point qu'un Docteur Allemand viendroit tout bouleverſer, changer l'ordre qu'il avoit établi, & qu'il avoit dit devoir exiſter juſqu'à la fin du monde : en un mot, diſons-le, Dieu s'eſt trompé, & bientôt « le génie de l'homme, en poſſeſſion de » ce fluide (magnétique), commandera » peut-être à la Nature des effets plus » merveilleux. Qui peut ſentir où s'étendra » ſon influence? »

Vous êtes ſurpris que l'illuſtre Meſmer n'ait reçu aucune réponſe des différentes Académies auxquelles il a préſenté ſon ſyſtême auſſi vaſte que nouveau. S'il n'a rien autre à nous donner qu'un ſyſtême, à quoi bon abandonner les anciens? Ce ne ſont point des ſyſtêmes ni des hypothèſes fondées ſur des propoſitions haſardées & dans quelques écrits de l'Auteur que le Public demande, il lui faut des certitudes & des démonſtrations.

Il n'eſt point du tout ſurprenant qu'il n'ait reçu aucune réponſe. Les Académies, les Univerſités, de même que toutes les Sociétés ſavantes ſont ordinairement compoſées de perſonnages profonds & parfaitement inſtruits, qui ſe font un devoir de rejetter tout ce qui leur paroît oppoſé à l'ordre établi, & n'eſt fondé que ſur des *ſi*, ou des *peut-être*. Qu'on leur préſente des découvertes dont les principes ſoient clairs & certains, & pour-lors on les verra s'empreſſer à les adopter & concourir à les perfectionner. L'Académie des Sciences de Paris vient d'en donner l'exemple le plus frappant, à l'occaſion de la découverte de M. de Montgolfier; pluſieurs Sociétés & Académies du Royaume en ont fait autant. Qu'auriez-vous penſé, mon Pere, d'une Académie qui auroit écouté, reçu & répondu à tous les Chymiſtes & Alchymiſtes qui ont prétendu avoir découvert le grand œuvre? Vous auriez ſans doute dit, que cette Société perdoit un temps précieux, qu'elle auroit pu employer à des recherches plus ſûres & plus utiles, en examinant les différens procédés de ces têtes exaltées. Soyez donc persuadé que puisqu'aucune association des Lettrés de l'Europe n'a daigné répondre à Mesmer, elles ont eu des raisons assurément très-légitimes. Les Membres qui les composent sont par-tout trop attentifs à saisir ce qui peut tourner à l'avantage public, pour n'avoir pas reçu la découverte Mesmérienne, si elle avoit dû l'être.

Mais, nous dites-vous, Descartes alloit à grands pas vers le Magnétisme; Newton en a soupçonné l'existence. En vain voulez-vous vous prévaloir de l'autorité de ces deux grands hommes. Il a déjà été démontré par tant de Savans, que le plein du Philosophe François répugnoit à l'expérience, mere de toutes les découvertes en Physique, que je crois inutile de vous rapporter leurs raisons.

La matiere subtile, les tourbillons, les trois élémens de notre Tourangeau nous développent la force de son génie; son systême du monde fait plaisir, mais ne persuade point; chacun, en admirant la beauté de ses hypothèses, est aussi obligé d'en reconnoître la fausseté. Les Physiciens, chaque jour, par leurs nouvelles découvertes, mettent en pieces l'édifice du pere de notre Philosophie. Le Philosophe Anglois, le grand Newton, qui a suivi presqu'en tout une route opposée à celle de Descartes, & qui s'est, pour ainsi dire, fait un mérite de penser différemment que lui, lorsqu'il a dit ce que vous rappellez dans votre Lettre, « que ce seroit » ici le lieu d'ajouter quelque chose sur » cette espece d'esprit très-subtil, qui pé- » netre à travers tous les corps solides, » & qui est caché dans leur substance ; » le Philosophe Anglois, dis-je, n'a point cru parler d'un fluide continué de maniere à ne souffrir aucun vuide. Chacun sait que personne ne s'est plus opposé à l'existence du plein que lui : en écrivant ce que vous avez rapporté, il n'a eu en vue que ce fluide très-subtil qui vivifie & anime tout, dont un Auteur récent, dans son Histoire naturelle de l'air, parle en ces termes (1) :

(1) Tome II. pag. 126.

« Mais dans cette ſaiſon même (en hiver), » un feu caché dans les entrailles de la » terre ne laiſſe pas d'agir & de préparer » un fond de vapeurs & d'exhalaiſons qui » entretiennent dans le ſein de cette maſſe » aride & ſans mouvement ſenſible, les » principes de fertilité qui ſe développent » avec tant d'avantage au printemps (1).... » C'eſt alors que ce feu caché dans les » entrailles de la terre ſe développe & » ſeconde les efforts de la nature, en re- » doublant l'action du ſoleil; il ranime les » fluides, & accélere l'accroiſſement des » végétaux. Les ſucs que la rigueur du » froid avoit épaiſſis dans le ſein de la » terre, les ſels & les ſoufres diſſous dans » l'eau qui leur ſert de véhicule, montent » de l'extrêmité des racines dans la tige » des arbres: la matiere de la ſeve vola- » tiliſée s'éleve en particules impercep- » tibles, & rencontre les canaux par leſ- » quels les plantes reçoivent leur nourri- » ture; elle ſe répand dans leurs fibres, » & les remplit de ſucs nouveaux.... C'eſt

(1) Pag. 131.

» ainſi que cet Agent inviſible renouvelle
» la face de la terre & les qualités de l'air:
» des campagnes défigurées par les rigueurs
» de l'hiver, il fait d'agréables jardins,
» ſur leſquels il développe les premieres
» richeſſes de la nature. Tout ce qui vit,
» tout ce qui reſpire participe à ce bien-
» fait général, & en jouit au moins pour
» quelques inſtans ». Voilà l'eſpece d'eſprit très-ſubtil que Newton a ſoupçonné, & dont l'exiſtence nous a été depuis confirmée par des obſervations & des faits, à ce que prétend M. l'Abbé Richard (1).
« Les obſervations & les faits, dit-il,
» nous démontrent que dans l'atmoſphere
» où nous vivons, dans l'intérieur de la
» terre & au fond des mers les plus pro-
» fondes où l'action du ſoleil eſt nulle,
» il exiſte un fluide actif gradué comme
» le chaud qu'il produit, qui circule de
» la circonférence au centre commun de
» l'atmoſphere & de la terre ». Le voici donc de nouveau « cet Agent univerſel
» qui travaille perpétuellement la matiere,

(1) Pag. 489.

» répand la vie & la ſanté ; » le voici ; dis-je, de nouveau découvert : ce n'eſt plus un fluide continué qui n'admet aucune eſpece de vuide, mais un fluide répandu ſeulement dans notre propre atmoſphere, dans l'intérieur de la terre, occupant ſucceſſivement pluſieurs endroits. Il y a loin de-là au plein rigide & univerſel.

La longueur de cette Lettre ſemble me défendre de m'arrêter plus long-temps ; elle commence à outre-paſſer les bornes preſcrites. Auſſi vais-je paſſer rapidement ſur ce qui me reſte à vous obſerver. « Tout » eſt ſimple, dites-vous, tout eſt uniforme » dans la nature ; elle produit toujours les » plus grands effets avec le moins de dé- » penſes poſſibles, elle ajoute unité à » unité ; il n'y a qu'une vie, qu'une ſanté ». Alte-là, juſqu'ici tout va bien ; mais qui vous a dit que de ce qu'il n'y a qu'une vie & qu'une ſanté, il n'y avoit qu'un moyen de perdre l'une ou l'autre, c'eſt-à-dire qu'il n'y ait qu'une maladie & par conſéquent qu'un remede ? Qui vous a dit que l'apoplexie de ſang & celle d'humeur devoient être traitées de même ? Qui vous a dit que la goutte, le pourpre, la pleuréſie, la petite vérole, l'hydropiſie, &c. ne ſont qu'une & même maladie ? Eſt-ce la Faculté de Médecine qui l'a décidé ainſi ? Et non ſans doute, l'expérience n'a que trop prouvé aux Médecins le contraire : un malade épuiſé & un malade rempli d'humeurs, ne feront jamais le même malade. Ah ! je vous entends me répondre : Meſmer me l'a dit, & cela me ſuffit ; puiſqu'il l'a dit, cela doit être ; ſi cela n'étoit point, il ne l'auroit pas dit. Vous cherchez en vain à vous fortifier par une comparaiſon tirée de l'arbre : mais permettez-moi de vous obſerver que vous n'avez que le mérite de l'application, & qu'elle n'eſt point en votre faveur. Si vous aviez interrogé les Bucherons, ils vous auroient répondu que les arbres étoient ſujets à différentes maladies : ils périſſent viſiblement, & en déclinant quand le giron les ronge, & tout-à-coup s'ils ſont gelés, ils périſſent par la ſécherreſſe, comme par la trop grande abondance d'eau ; & ces différens moyens de deſtructions ne ſont certainement pas le même.

Je paſſe à l'univerſalité de votre remede. « Il ſe trouvera, dites-vous, entre les » mains de tous les hommes avec la plus » grande facilité ; il rendra les guériſons » plus promptes, plus ſûres, & moins » coûteuſes ». Voilà, à coup ſûr, du merveilleux & des belles promeſſes, qu'effectueront ſans doute ceux qui le pourront ; mais ſi, pour en faire l'acquiſition, il doit en coûter à chaque individu autant que vous prétendez qu'il vous en coûte, je doute que le remede ne ſoit pas coûteux. Vous avez dit, à qui a voulu l'entendre, que ce remede ſecret vous coûtoit cent louis d'or, ainſi qu'à quatre-vingt-dix-neuf autres particuliers : il eſt probable, Meſſieurs, qu'auſſi déſintéreſſés que votre Maître, vous mettrés à votre tour les autres à contribution. Vous êtes ſi reconnoiſſans, que j'oſe aſſurer que vous imiterés en tout le Docteur Allemand. Si jamais découverte n'a été plus utile, avoués auſſi avec moi qu'aucune n'a été ſi graſſement payée.

Puiſque nous ſommes ſur votre reconnoiſſance, diſons-en encore un mot, vous la portez bien loin : vous voudriez que les François euſſent une obligation perpétuelle à votre Coriphée, parce que, raillé par tout ce qu'il y avoit de ſavans dans la Médecine & dans les autres Sciences à Vienne, ainſi que dans toute l'Allemagne, « où » l'art de guérir par le Magnétiſme n'a » pu ſe développer avec liberté, » il s'eſt réfugié en France ; il y a été bien reçu, « & y a joui de l'accueil favorable que » la Nation a coutume de faire aux Etran- » gers ». Le François eſt trop poli pour inſulter aux malheurs de qui que ce ſoit : mais pourquoi vouloir que nous lui ſachions gré de ce qu'il a fait malgré lui ? Son choix de la France n'a point été dicté par la réputation dont ce Royaume jouit par ſes ſuccès dans les Sciences, comme vous le prétendez ; d'autres motifs l'ont engagé à diriger ſes pas vers nous : l'Italien étoit pour lui trop clair-voyant ; l'Anglois réfléchit trop ; le caractere volage du François l'a ſeul déterminé, & la raiſon en eſt ſenſible.

Vous avez été obligé de reconnoître vous-même plus haut, que votre Patrie en avoit agi auſſi galamment avec Meſmer, qu'avec tout autre Etranger; que ſon ſavoir & ſa modeſtie lui avoient attiré des partiſans parmi nous : mais que voulez-vous inſinuer actuellement, en diſant « qu'au-» cune Nation ne lui a fait un accueil » favorable ? » Que falloit-il faire pour lui? Falloit-il voler à ſon paſſage, lui aller partout au-devant, & crier avec acclamation: *vive Meſmer?* Et non, dites-le, notre politeſſe & notre complaiſance auroient dû aller juſqu'à adopter ſon ſyſtême ſans l'examiner.

Ce Docteur, dont vous êtes ſi plein, a engagé, dites-vous, ſes contradicteurs à ſe convaincre ou à le confondre ; & vous demandez pourquoi on le refuſe ? Eſt-ce que vous ignorez que pluſieurs athlètes ſe ſont déjà montrés ? La diſpute de particulier à particulier eſt animée depuis long-temps ; mais cela ne vous ſuffit pas ; il n'appartient point à des particuliers de répondre à Meſmer, de réfuter ſon ſyſteme

& d'écrire contre lui, ce droit ſeul eſt dévolu aux différentes corporations ſavantes; les Académies, les Facultés, les Sociétés Royales ſont ſeules dignes de lutter avec lui. Mais ſi ces différentes Aſſemblées s'abaiſſoient juſqu'à ce point & ſe compromettoient avec tous ceux qui leur font de pareilles offres, elles ne pourroient point y ſuffire: & s'il n'eſt pas impoſſible qu'un particulier découvre une vérité, il l'eſt encore moins qu'il ſe trompe & qu'un particulier le releve. D'ailleurs tous les corps à déciſions, avant de rien prononcer, ont toujours eu pour principe de permettre la diſcuſſion des nouvelles queſtions qui s'élevent, & de ne porter leurs jugemens qu'après avoir examiné les raiſons que chaque parti apporte. Cette conduite des Académies, bien loin d'être repréhenſible, nous doit de plus en plus prouver de quel avantage elles ſont.

Mais, dites-vous, « n'eſt-il pas vain- » queur, en défiant les ennemis qui s'éloi- » gnent? » Je vous demande à vous qui ſavez l'hiſtoire, Goliath étoit-il vainqueur parce qu'il défioit le Peuple Juif? Annibal vainquit-il le grand Fabius, parce que ce dernier ne voulut point tirer ſon épée contre lui? Sa ſcience n'eſt non plus pas fauſſe parce qu'on la rejette: mais on la rejette parce qu'elle eſt fondée ſur des principes dont la vérité eſt encore à démontrer; & s'il a choiſi la France, vous en ſavez la raiſon, il n'a pas compté ſur la crédulité des François, mais ſur ſa légereté.

Vous avez déjà vu de quel poid doit être pour le Public l'autorité des témoins que Meſmer appelle pour défendre ſa cauſe: M. le Court & vous, êtes certainement des plus reſpectables; or, par ce que j'ai déjà dit, vous voyez de quel poid ſont vos atteſtations, & quel cas l'on doit faire de celles des autres: je ne m'arrêterai pas davantage à diſcuter ce point.

Si le triomphe du Docteur ne dépend pas de l'opinion publique, pourquoi mettre en jeu tant de reſſorts? Pourquoi faire paroître des écrits ſans fin? Pourquoi ſe plaindre qu'on y répond pas? Engagez-le à publier ſa découverte ; c'eſt le ſeul moyen de confondre ſes adverſaires & de convertir le Public. Vous nous annoncez cet homme comme un grand déſintéreſſé ; il a refuſé, dites-vous, des avantages conſidérables : mais les cent louis qu'il a exigé que vous conſignaſſiez, chacun de vous cent ne laiſſe pas de lui en faire un aſſez fort ; je doute qu'il en ait refuſé qui le vaillent, & je penſe que c'eſt bien là *un ſalaire perſonnel.* Ceux qui n'ont point entendu le Docteur Meſmer, lui reprochent de faire trop long-temps un ſecret de ſa découverte. Il faut l'avouer, l'aſſertion eſt vraie. Mais quel reproche mieux fondé ? Quelle conduite plus inhumaine que la ſienne ? Il tient caché, & vous l'avouez, un moyen infaillible par lequel il étoit ſûr de rendre à la vie un nombre infini de Citoyens utiles à la patrie, des peres à leurs familles, des Miniſtres à la Religion, des Juriſconſultes néceſſaires au Barreau, des Savans dont les connoiſſances nous ſeroient encore ſi utiles, & des membres de toutes les conditions eſſentiels à la ſociété. Après cela,

cela, on cherche à excuser celui qui auroit pu nous épargner des pertes si considérables. Un être pareil, s'il existoit, seroit un monstre plutôt qu'un homme: & si les Corps respectables auxquels il a voulu faire part de sa découverte n'ont point voulu l'accepter, il devoit la rendre publique, & le ménagement que vous dites qu'il a voulu avoir pour ses ennemis, seroit sa condamnation dans tous les siecles à venir si son remede étoit vrai.

Mais finissons, il en est bientôt temps, & concluons par une réflexion sur votre derniere note. Vous y demandez, *à quels hommes l'on doit confier la Médecine?* Je réponds à ceux qui en sont en possession & qui l'exercent dignement. Nous ne devons point désirer que les Prêtres soient Médecins, comme ils peuvent l'avoir été autrefois. Ceux-ci, sans cette science, peuvent remplir les fonctions de leur état, distribuer aux pauvres infirmes les biens de l'Eglise, & doivent même le faire. La Théologie & la Médecine sont des sciences trop étendues, pour qu'un même individu puisse les posséder parfaitement l'une &

l'autre. L'expérience nous apprend que l'on n'eſt parfait Théologien, ou grand Médecin, qu'à un certain âge. Mais, mon Pere, pourquoi ce déſir? Douteriez-vous de votre remede, ou avez-vous perdu de vue ce que vous nous avez annoncé avec tant de ſatisfaction & d'emphaſe dans votre Lettre? « Déſormais la Médecine, y dites-» vous, ſera pure & ſimple; elle conſiſ-» tera à connoître les loix de cet agent, » la maniere dont il travaille les corps hu-» mains.... & ſe trouvera entre les mains » de tous les hommes ». Après cela, ou votre queſtion eſt inutile ainſi que votre note, ou vous ne croyez pas au Magnétiſme. Si la Médecine doit « déſormais » ſe trouver entre les mains de tous les » hommes, » pourquoi demander à qui l'on doit la confier? La réponſe eſt ſimple, d'après vous, à tous les hommes. Mais en attendant ce moment heureux où nous ſerons tous Docteurs nés en Médecine, je vous prie de me croire avec tout le reſpect poſſible.

FIN.

Vu l'Approbation, permis d'imprimer, ce 25 Février 1784.

LENOIR.

www.ingramcontent.com/pod-product-compliance
Ingram Content Group UK Ltd.
Pitfield, Milton Keynes, MK11 3LW, UK
UKHW022154170726
13837UKWH00004B/1986